Face-Lifting

-Gesichts-und Halsmuskelübungen
-Unterstützende Nahrungsergänzungsmittel
 -Top 10 – Anti-Aging Tips

by Marie van Huellen

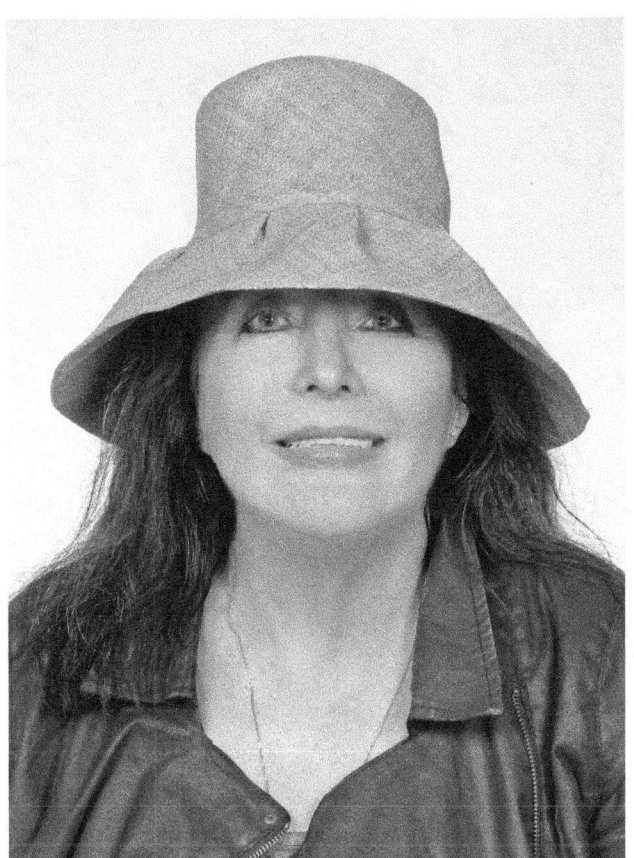

Älter werden, aber nicht alt...

oder aber:

„Unmögliches geschieht sofort, Wunder dauern etwas länger!"

Inhaltsverzeichnis
- Die drei Säulen

Vorwort

Begegnen wir einem Menschen, schauen wir ihm in die Augen, wir schauen ihm ins Gesicht. Das Gesicht vermittelt den ersten Eindruck, den wir von einem Menschen erhalten. Danach betrachten wir Hände und Figur. Es ist nicht von Bedeutung, ob das Gesicht schön oder weniger schön ist. Was uns anspricht ist der Ausdruck, die Harmonie, wie ist es gepflegt, was strahlt es aus.

Das Gesicht ist die Visitenkarte des Menschen!

Jeder Mensch unterliegt einem natürlichen Alterungsprozess, der nicht aufgehalten, wohl aber verlangsamt werden kann. Ab dem fünfundzwanzigsten Lebensjahr verlieren unsere Zellen die Fähigkeit, sich zu regenerieren. Sie sind nicht mehr in der Lage, genügend Sauerstoff zu speichern. Der Alterungsprozess beginnt.

Was können wir ‚tun‘, um Gesicht und Hals älter, aber nicht alt werden zu lassen? Wenn wir Sport treiben, wird die unter der Haut liegende Muskulatur beansprucht. Ähnlich verhält es sich mit unserm Gesicht. Wir trainieren die unter der Haut liegende Muskulatur und erhalten ein einzigartiges Resultat : ‚Straffe Gesichtszüge‘.

Die Haut ist das größte Organ unseres Körpers. Unter ihr befindet sich die Muskulatur. Laut Lexikon ‘dienen die Muskeln der Bewegung des Körpers, der Organe und des Gesichts . Sie sind kontraktiles, das heißt zusammenziehbares Gewebe‘. Hier setzen wir an. Wir trainieren die Muskulatur des Gesichts. Zwei, drei Minuten täglich, sechsmal die Woche, sind notwendig, um ein großartiges Ergebnis zu erzielen.

Gezielte Nahrungsergänzungsmittel, speziell auf die Haut abgestimmt und eine gute Pflege runden unser Schönheitsprogramm perfekt ab. Das Resultat ist Aufsehen erregend : **’Wir werden älter, aber nicht alt.’**

Die Haut

Die Haut ist die äußere Hülle unseres Körpers, unser größtes Sinnesorgan. Im Laufe der Jahre wird sie **trockener**, **dünner** und **erschlafft** immer mehr. Aufgrund großer hormoneller Veränderungen, besonders nach dem Klimakterium, lässt die Schweiß- und Talgdrüsenbildung nach, die für Geschmeidigkeit und Feuchthaltung der Haut verantwortlich ist, die Haut wird **trockener**. Sonne, Heizungsluft, Umweltverschmutzung, falsche Ernährung, Rauchen und Alkohol tun ihres dazu und fördern den Alterungsprozess.

Nach und nach verschwinden die unter der Epidermis liegenden Fettzellen, die Collagenbildung (Stützsubstanz) nimmt ab, die Hyaluronsäure (Feuchtigkeit) minimiert sich, die Haut wird **dünner**. Der Prozess kann mit einem Apfel verglichen werden, der aufgrund nachlassender Feuchtigkeit schrumpft. Die Haut verliert ihre Elastizität, Falten bilden sich.

Ein durch Sport trainierter Körper behält seine Form, er bleibt jugendlich. Gleiches gilt für unser Gesicht. Nicht trainierte Muskeln **erschlaffen** wie die Muskeln in unserem Gesicht. Hier setzen wir an, hier bearbeiten wir unser Gesicht, unseren Hals. **Wenn wir erfolgreich die Faltenbildung verhindern möchten, ist an dieser Stelle die größtmögliche Chance gegeben, mit einem Minimum an Aufwand ein Maximum an Erfolg zu erzielen.**

Eine Hautzelle

Sie unterteilt sich in:

- Epidermis (Oberhaut)
- Korium (Lederhaut)
- Subkutanes Gewebe (Unterhaut)

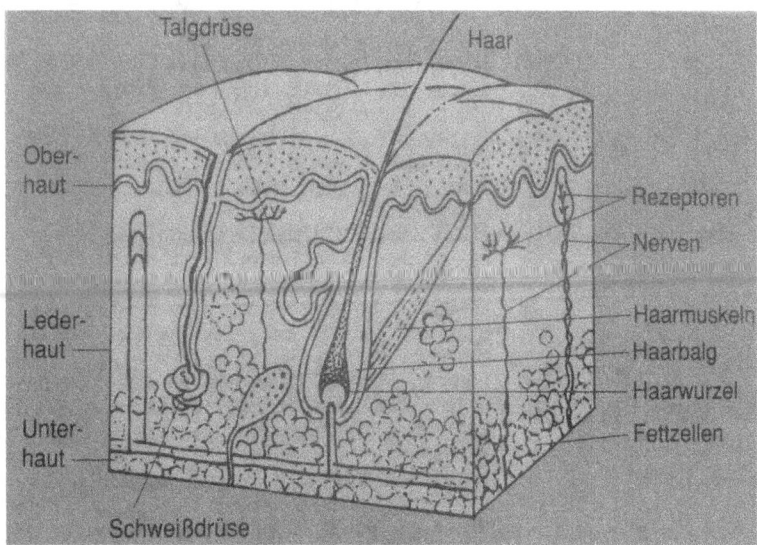

Die Haut ist lt. Pschyrembel: „Das den Körper bedeckende oberflächengrößte Organ (1,62 Quadratmeter), reich an Wasser, Proteinen (Eiweiße) und Lipiden (Fette), kohlenhydratarm und elektrolythaltig. "

Die Muskulatur

Die Gesichtsmuskelübungen auch ‚Isometrische Übungen' genannt, trainieren die unter dem Gesicht liegenden Muskeln.

Laut Definition ist ein Muskel ein fleischiger Teil des Körpers, der durch Zusammenziehen und Erschlaffen Bewegung vermittelt.

Es ist wissenschaftlich erwiesen, dass ein Muskel täglich sechs Sekunden trainiert werden muss, um seine Spannkraft zu erhalten und um nicht zu erschlaffen (Isometrische Übungen). ‚Isometrisch' ist die Bezeichnung für die Spannungsänderung des Muskels bei gleichbleibender Länge (Anspannungszeit). Wir erzeugen, wie nachstehend beschrieben, ein Spannungsfeld auf unserer Haut, um die Übungen auszuführen.

Gesichtsmuskeln

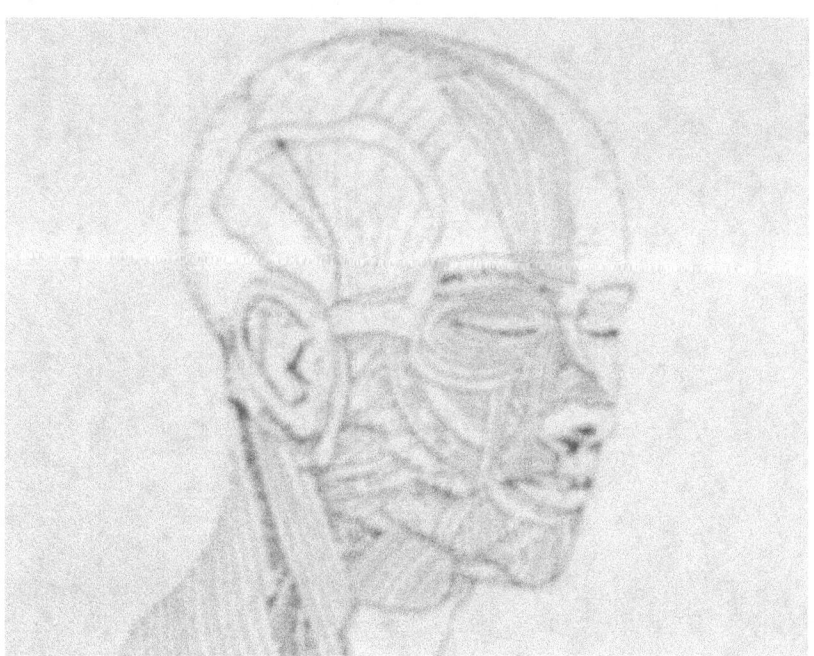

Hier setzen wir an und trainieren mit gekonnten Übungen die unter der Haut liegende Muskulatur. Durch Zug und Gegenzug (wie auf den folgenden Fotos gezeigt wird) mittels unserer Finger wird ein Spannungsfeld erzeugt, welches sechs Sekunden gehalten werden muss. Danach entspannen wir sanft, wir beenden die Übung, wir lassen los. Übung für Übung tasten wir uns vor. Wir trainieren die:

- Stirn (Quer- und Längsfalten)
- die Augenpartie
- die Wangen
- Mund und Nase
- den Hals

Nicht jeder von uns muss das gesamte Programm durchlaufen, mann/frau sollte im Spiegel erkennen ‚wo's nötig ist!'

Schon nach kurzer Übungszeit können wir beobachten, mit welch einfacher Methode es möglich ist, straffe Gesichtszüge zu bekommen. Die Gesichtsmuskelübungen werden zur zweiten Natur unserer Person. Vorsicht Suchtgefahr!

Aller Anfang ist schwer – oder doch nicht?!

Wir setzen uns an einen Tisch, stellen einen Spiegel vor uns und beginnen mit den Übungen. Zu Anfang stützen wir die Ellbogen auf den Tisch, um genügend Halt zu haben und werden tätig, je nach Übung und welche Gesichtspartie wir bearbeiten wollen.

Mit der Zeit, wenn die Übungen uns in Fleisch und Blut übergegangen sind, brauchen wir den Tisch nicht mehr. Wir üben abends im Bett, morgens, mittags, im Flugzeug, im Zug, immer wenn uns danach ist. Bestmöglich sechsmal die Woche und wenn uns gerade keiner sieht, denn eine ‚Grimasse schneiden‘ lässt sich anfangs nicht vermeiden und ein ‚gekonnt‘ verzogenes Gesicht…? Ein Außenstehender kommt da schnell auf andere Gedanken.

Und dann die lieben Mitmenschen: „Frau Sowieso, wollen Sie nicht auch endlich mal älter werden…“ Kann passieren!

Aber dennoch, ohne Fleiß kein Preis und was soll's, denn das Resultat ist einzigartig: ‚Älter werden, aber nicht alt!‘

Die Übungen sind nicht so schwer, wie es sich für manch einen anhören mag, frei nach dem Motto: „Nichts wird so heiß gegessen, wie's gekocht wird!"

I. Die Übungen
(Isometrische Gesichtsmuskelübungen)

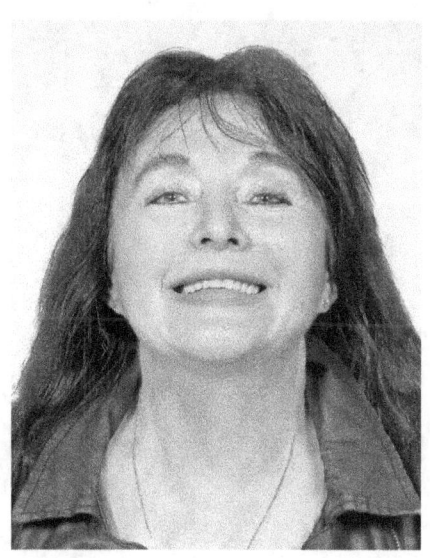

1. Übung
Breites Lächeln

Um ein Gefühl für unsere Gesichtsmuskeln zu bekommen, lächeln wir breit über das Gesicht und werden uns unserer Muskeln ‚bewusst'.

Notizen

2. Übung

Stirn – Längsfalten

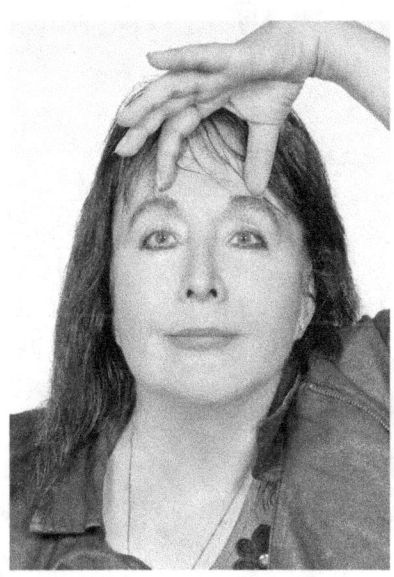

Um die Längsfalten auf der Stirn zu bearbeiten, nehmen wir beide Zeigefinger, legen sie in der Mitte der Augenbrauen fest an, ziehen mit Hilfe der Finger die Brauen nach außen, um **gleichzeitig** mit der inneren Muskulatur nach innen zu arbeiten. Zug/Gegenzug, wir erzeugen das Spannungsfeld. Höchste Anspannung sechs Sckunden halten. Langsam entspannen. Die Zornesfalte hat keine Chance!

Notizen

3. Übung - auch Schlussübung
(Grundübung)
Stirn – Querfalten

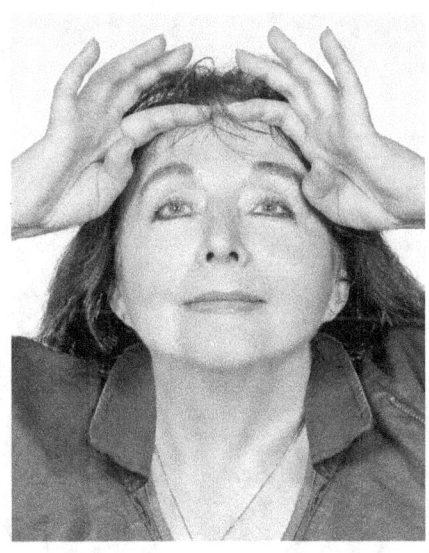

Um die Querfalten auf der Stirn zu bearbeiten, nehmen wir beide Zeigefinger, legen sie an den oberen Rand der Stirn fest an, ziehen mit den Fingern nach oben, um **gleichzeitig** über die Nasenpartie nach unten zu arbeiten. Wir erzeugen das Spannungsfeld. Höchste Anstrengung sechs Sekunden halten. Langsam entspannen.

Achtung!
Diese Übung bekämpft nicht nur die Querfalten auf der Stirn, sie sollte **nach** jedem Üben praktiziert werden, sie bringt das Gesicht wieder in die richtige Form.

Notizen

4. Übung

Augenpartie

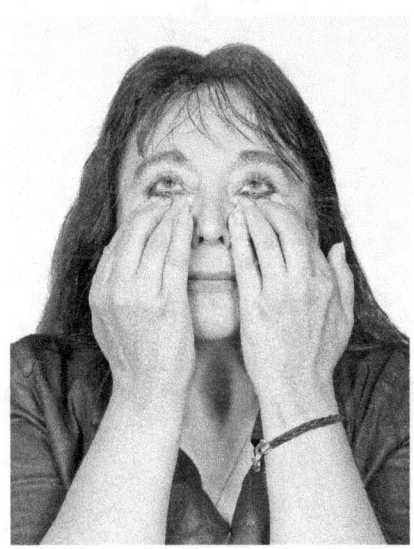

Um diese Übung auszuführen, stellen wir die Ellenbogen auf den Tisch, legen die Fingerkuppen unserer Hand an den unteren Rand des Augenlids fest an und ziehen **gleichzeitig** mit der inncren Muskulatur nach oben. Höchste Anspannung sechs Sekunden halten. Diese Übung strafft die Augenpartie unter den Augen, mindert Tränensäckchen.

Notizen

5. Wangenübung
(Grundübung)
- Sie gibt dem Gesicht die jugendliche Fülle zurück

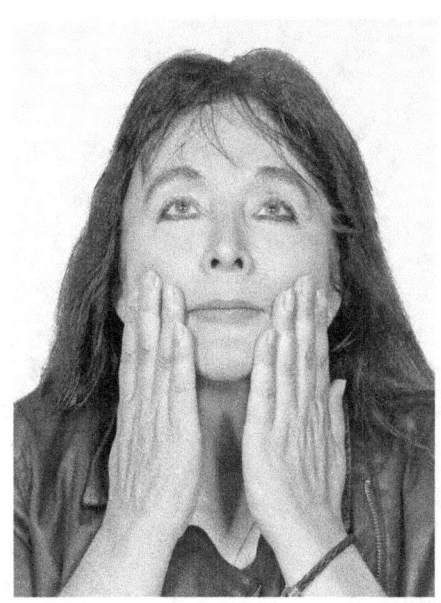

Wir stützen die Ellbogen auf, schieben mit dem rückwärtigen Teil der Handinnenfläche die Wangenpartie nach oben, um gleichzeitig mit geöffnetem Mund über die Nasenspitze nach unten ziehend das Spannungsfeld zu erzeugen. Höchste Anspannung sechs Sekunden halten.

Notizen

6. Übung – Der Hals
(Grundübung)
Vordere Halspartie

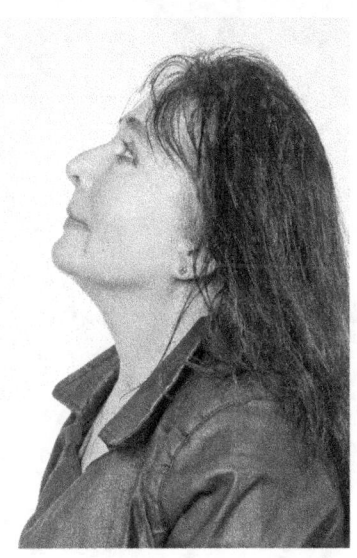

Um die vordere Halspartie zu trainieren, setzen wir uns aufrecht auf einen Stuhl, legen den Kopf in den Nacken, schieben die Unterlippe über die Oberlippe und ziehen mit ganzer Kraft mittels der Unterlippe die Halsmuskulatur nach oben. Höchste Anstrengung sechs Sekunden halten.

Notizen

Übung für die beiden seitlichen Halspartien

Die beiden seitlichen Halspartien, rechte und linke Seite werden wie folgt trainiert:

Linke Seite:

Wir nehmen unsere linke Hand, drücken die Handinnenfläche gegen das linke Ohr und halten **gleichzeitig** mit der linken Wangenpartie, der inneren Muskulatur, gegen. Höchste Anstrengung sechs Sekunden halten.

Rechte Seite:

Wir nehmen unsere rechte Hand, drücken die Handinnenfläche gegen das rechte Ohr und halten **gleichzeitig** mit der rechten Wangenpartie, der inneren Muskulatur, gegen. Höchste Anstrengung sechs Sekunden halten.

Notizen

7. Übung

Nasenpartie

Diese Übung verhindert, dass aus unserer in jungen Jahren gut geformten Nase ein immer längeres ‚Gebilde' wird, denn Nase und Ohren vergrößern sich mit zunehmendem Alter.

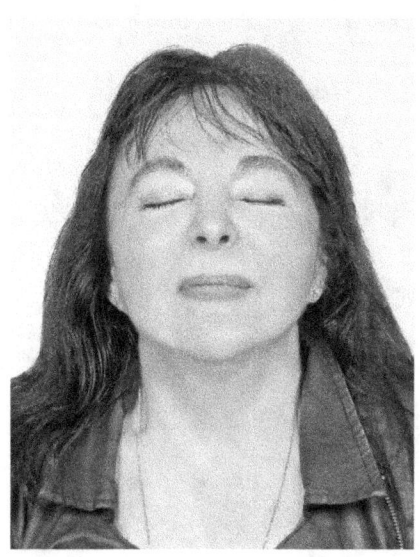

Wir konzentrieren uns auf die Nase, die Nasenspitze und erreichen mittels unserer inneren Muskulatur die Nasenwurzel, die in der Mitte zwischen den Augenbrauen liegt. Höchste Anspannung sechs Sekunden halten.

Für die Buddhisten ist an dieser Stelle das dritte Auge zu finden, welches uns hilft, besser zu sehen, zu verstehen, zu erkennen!

Notizen

8. Übung

Mundpartie

Damit unsere Lippen ihre natürliche Form und Fülle behalten, legen wir die Finger seitlich der Lippen (rechts und links) fest an, erzeugen ein Spannungsfeld, indem wir zuerst die Lippen mit Hilfe der Finger nach außen ziehen, um dann mit der inneren Lippenmuskulatur nach innen zu arbeiten.
Zug/Gegenzug, höchste Anspannung sechs Sekunden halten.

Hängenden Mundwinkeln wird hier der Kampf angesagt!

Notizen

Anmerkung

Nicht jeder von uns muss das gesamte Programm durchlaufen, acht Übungen absolvieren. In der Regel genügen die drei Grundübungen: Übung Nr. 3, Nr. 5 und Nr. 6. Kaum glaubhaft, drei Übungen täglich (zwei/drei Minuten) und wir haben dem ‚Alter ein Schnippchen geschlagen'. Zusätzlich die Einnahme der wichtigen Nahrungsergänzungsmittel Collagendrinklift und Hyaluronsäure-Kapseln (erst seit kurzem auf dem Markt), welche die Haut von innen aufbauen. Collagen ist die Substanz, welche die collagenen Fasern (Stützgerüst) der Haut wieder aufrichtet und Hyaluron ist das Mittel, welches dem Trockenwerden der Haut entgegenwirkt. Nicht nur für Gesicht und Hals gut.

Das Resultat:

‚Ein sensationelles Ergebnis. Älter werden, aber nicht alt!'

Der Spiegel sollte entscheiden ‚wo's nötig ist'.

Zum besseren Verständnis:

Die Gesichtsmuskelübungen basieren auf der Methode der ‚Isometrie', das heißt: Mittels unserer Finger erzeugen wir ein Spannungsfeld. Zug und Gegenzug, höchste Anstrengung sechs Sekunden halten. Sanfte Gewalt ist angesagt, kein Ziehen und Zerren in eine Richtung. Möglichst sechs mal die Woche, wo auch immer, zu Hause, im Bett, im Zug, im Flugzeug, wenn uns danach ist und dann das Ergebnis: ‚Einzigartig!'

Die Mimik

Mit der Zeit bekommen wir einen Blick dafür, wie sträflich die meisten von uns mit ihrem Gesicht umgehen. Bei jeder passenden oder unpassenden Gelegenheit legen sie die Stirn in Falten, graben, wenn sie nachdenken, tiefe Längsfalten ins Gesicht und schieben mittels aufgestütztem Ellenbogen und Handfläche eine gesamte Gesichtspartie gen Himmel... In einem jungen Gesicht mag das alles ja noch ganz nett und niedlich aussehen, aber mit der Zeit graben sich tiefe Falten und Furchen in unser Gesicht. Falten, die sich nicht mehr ausbügeln lassen. Deshalb und weil es ein leichtes ist, sollte jeder auf seine Gewohnheiten achten, sich beobachten und sich eine gepflegte Mimik aneignen, ein Pokerface...

Laut Definition bedeutet Mimik: „Die Fähigkeit, nicht nur durch den Ausdruck unseres Gesichts, durch die Körperhaltung, das Spiel der Hände Stimmungen oder Gefühle auszudrücken, zur Unterstützung des sprachlichen Ausdrucks."

I.   Unterstützende Nahrungsergänzungsmittel
(im Handel erhältlich)

1) Collagen

2) Hyaluronsäure

1) Collagen

Collagen ist ein Eiweißstoff, der für den Aufbau und die Elastizität der Haut entscheidend ist. Er trägt dazu bei, dass die Haut elastisch und faltenfrei bleibt. Klinische Studien haben bewiesen, an der Frauen im Alter zwischen 33 und 59 Jahren teilnahmen, dass diejenigen, die täglich 10g Collagenpeptide schluckten, nach 12 Wochen eine bedeutende Verringerung der Anzahl der kleinen Fältchen anzeigten im Gegensatz zu den Frauen, die ein Placebo erhielten. Tiefe Falten milderten sich, die Hautdicke nahm zu sowie die Verbesserung der Feuchtigkeit.

Was ist Beauty Collagen?
Beauty Collagen ist ein reines Naturprodukt, welches zu 97% aus Typ I des Collagens besteht. Das ist genau das Protein, welches für den Aufbau und die Elastizität der Haut entscheidend ist. Beauty Collagen regt die eigene Collagenproduktion der Hautzellen an, wodurch eine sichtbare Verbesserung der Hautstruktur bereits nach einigen Wochen der Einnahme zu erkennen ist. Die Haut enthält mehr Feuchtigkeit, wirkt glatter, frischer und Falten erscheinen weniger tief.

Das kann Beauty Collagen bewirken:
- Sorgt für straffe elastische Haut
- Reduziert feine Linien und Fältchen
- Klinische Studien beweisen die Wirkung
- Fördert den Collagenaufbau der Haut
- Steigert die Feuchtigkeit der Haut
- Hat eine hohe Bioverfügbarkeit
- Ist ein reines Naturprodukt
  (Im Handel als **Collagendrink-Lift** erhältlich)

(Aus: www. Vitaminexpress.org/beauty-collagen)

2) Hyaluron

Was ist Hyaluronsäure?

Die Hyaluronsäure ist ein Naturprodukt (griech. ‚hyalos' gleich gläsern) und ist im gesamten Körper zu finden, davon 50% in der Haut beziehungsweise in den Zellzwischenräumen der Dermis. Die galertartige Masse wird von den Bindegewebszellen produziert, sie polstert die Haut auf, stützt kollagene und elastine Fasern und kann freie Radikale abfangen. Leider ist der Effekt nicht von Dauer, schon ab dem 25.Lebensjahr leeren sich die Depots peu à peu. Langsam versiegt die hauteigene Produktion. Die Spannkraft lässt nach und ab dem 40. Lebensjahr speichert die Haut weniger Feuchtigkeit, es können sich tiefere Falten bilden. Mit 60 Jahren ist es denn soweit, der Mensch besitzt nur noch 10% der Säure. Um den Mangel an dem wertvollen Beautystoff auszugleichen, sind im Handel **Hyaluronsäure-Kapseln** sowie **Gel** erhältlich. Hyaluronsäure ist ein reines Naturprodukt und besitzt eine hohe Bioverfügbarkeit.

(Aus: ‚Natura Vitalis')

Anmerkung:

Wie wir erkennen können, ist es uns heute aufgrund wissenschaftlicher Untersuchungen möglich, die Haut nicht nur zu pflegen wie die Kosmetik lehrt, sondern sie ebenfalls von innen aufzubauen. Plus der Isometrischen Gesichtsmuskelübungen werden wir ein Aufsehen erregendes Resultat erzielen, welches nicht zu übertreffen ist.

Können wir Falten mit Ernährung aufhalten?

Einer US-Studie zur Folge können wir das.

Mehr Vitamin C (Collagenbildung), weniger Falten lautet die Devise. Größere Mengen dieses Beautyvitamins sind enthalten in Kiwis, Beeren, roter Paprika, Kohlgemüse u n d Vitamin C-Tabletten. Sie sind wasserlöslich, ein Zuviel scheidet der Körper aus. Vitamin C ist nicht nur für die Schönheit gut.

Olivenöl ist wegen seiner ungesättigten Fettsäuren zu erwähnen. Sie geben der Haut mehr Spannkraft und Elastizität oder eine Fischöl-Kapsel täglich.

Billigstes Anti-Aging-Mittel ist Wasser. Ein Glas. Schon 10 Minuten nach dem Genuss ist unsere Haut besser durchblutet und mit Sauerstoff versorgt. Die berühmten täglichen ‚2 Liter' machen's.

Bewegung das A + O. Steigert Durchblutung und Nährstoffversorgung der Haut.

Fazit:

Älter werden? Später!

Pflege

Die Kosmetikindustrie bietet genügend Produkte an, die wir kaufen sollen, von porentiefer Reinigung über Peeling bis zu einem unendlich großen Angebot an Cremes, Masken und Ampullen. Ob das alles von Nutzen ist und wem es letztendlich nützt, wahrscheinlich den Konten der Schönheitskonzerne. Die Erfahrung hat gezeigt dass, wenn wir nicht gerade in einem Bergwerk arbeiten, ein tägliches Reinigen des Gesichts, Hals und Dekolletés, mit lauwarmen Wasser, anschließend kaltes Wasser (Vorsicht Couperose) genug des Guten ist. Zur täglichen Pflege eine 24-Stunden-Creme, frei von Mineralölen und Parabenen und für besondere Anlässe eine Maske oder Ampulle, das müsste es sein. Eine optimale Pflege ist eine feuchtigkeitsspendende Tages- und regenerierende Nachtcreme in einem ‚Topf‘, welche Phytohormone, Vitamine und wertvolle Öle enthält. Je nach Hauttyp und Alter.

Es ist nicht im Sinne der ‚**Anleitung**‘ Pflegetips aufzuzeigen. Über dieses Thema wird schon seit Adam und Eva berichtet. Und das Cleopatra in Eselsmilch badete, ist auch über die Grenzen hinaus bekannt!

Über die Grenzen hinaus bekannt!
(auch Hollywood übt)

Die berühmten ‚**Workouts‘,** die klassischen Gesichtsmuskelübungen!

Victoria Beckham (38)
Julia Roberts (45)
Susan Sarandon (66)

bedienen sich ihrer.

And last not least das besondere Kennzeichen:

‚Mein wunderbarer Makel!‘

Viel Spaß und Erfolg beim Üben!

II. Top 10 Anti-Aging Tips

1) **Gehirntraining**
2) **Gesunde Ernährung**
3) **Antioxidantien**
4) **Täglich eine Mahlzeit weniger**
5) **Mundhygiene**
6) **Meditation**
7) **8 Stunden Schlaf**
8) **Sport**
9) **Atemübungen**
10) **Hormone**

Adressen:

Deutsche Gesellschaft für Anti-Aging-Medizin (GSAAM)
Josephspitalstraße 15
80331 München
Tel.: 089/7435-7890
www.gesam.de

Europäische Vereinigung für
Aktives Anti-Aging e.V. (EVAA)
Karl-Heine-Straße 99
04229 Leipzig
Tel.: 0341/491251

SAABA Swiss Austrian Association for
Better Aging
Dr.med.Christoph Winkler
Spital Oberengadin
Ch-7503 Samedan
Fax: +41(0)818525310

Institute of Biomedical Aging Research of
The Austrian Academy of Sciences
Dr.Ignaz-Seipel-Platz 2
A-1010 Wien

The World Anti-Aging Academy of Medicine
-The First Global Entity in Anti-Aging + Regenerative
Medicine-